53 Recettes de Repas pour la réduction du stress et pour vous aider à traverser les moments difficiles et les moments d'anxiété:

Recettes de Repas délicieux pour vous aider à vous débarrasser du stress

Par

Joe Correa CSN

DROITS D'AUTEURS

Cette publication est conçue pour apporter des informations exactes et faisant autorité dans le domaine traité. Nous informons le lecteur que ni l'éditeur ni l'auteur n'ont de compétences à délivrer des conseils médicaux. Si vous avez besoin d'assistance ou de conseils médicaux, consultez votre médecin. Ce livre doit être considéré comme un guide et il ne devrait, en aucune manière, être utilisé au détriment de votre santé. Demandez l'avis de votre médecin avant de commencer ce programme nutritionnel pour vous assurer qu'il vous convient.

REMERCIEMENTS

Ce livre est dédié à mes amis et aux membres de ma famille qui ont soufferts de maladies bégnines ou plus graves, afin qu'ils puissent trouver une solution et faire les changements nécessaires dans leur mode de vie.

53 Recettes de Repas pour la réduction du stress et pour vous aider à traverser les moments difficiles et les moments d'anxiété:

Recettes de Repas délicieux pour vous aider à vous débarrasser du stress

Par

Joe Correa CSN

SOMMAIRE

À PROPOS DE L'AUTEUR

Après des années de recherches, je crois sincèrement aux effets positifs qu'une alimentation appropriée peut avoir sur le corps et l'esprit. Mes connaissances et mon expérience, que j'ai partagées avec ma famille et mes amis, m'ont aidé à améliorer ma santé tout au long de ma vie. Je suis persuadé que plus vous en saurez sur la manière de manger et boire sainement, plus vous souhaiterez changer votre mode de vie et votre alimentation.

La nutrition est un élément clé pour être en bonne santé et vivre plus longtemps, alors commençons dès aujourd'hui. Le premier pas est le plus important, il est aussi le plus symbolique.

INTRODUCTION

53 Recettes de Repas pour la réduction du stress et pour vous aider à traverser les moments difficiles et les moments d'anxiété : Recettes de Repas délicieux pour vous aider à vous débarrasser du stress
Par Joe Correa CSN

Le stress est un état émotionnel tout à fait habituel chez tous les êtres humains. Vous ne trouverez pas une seule personne dans ce monde qui ne se soit jamais sentie stressée à un certain moment de sa vie. Et l'angoisse est souvent corrélée à des fringales compulsives qui permettent à beaucoup de personnes de soulager momentanément leur stress.

Ce n'est pas une maladie, mais plutôt un état émotionnel, un sentiment qui vous donne l'impression que vous ne pouvez pas gérer vos problèmes. Le stress commence doucement, sans que vous vous en rendiez compte, à affecter votre santé de bien des manières. Votre système immunitaire s'affaiblit, vous vous sentez fatigué, malade, sans énergie. Cela conduit votre corps à un déséquilibre hormonal et le taux de sucre augmente, ce qui aboutit souvent à une alimentation excessive et déséquilibrée. Il est prouvé que le stress peut être à l'origine de beaucoup de maladies dangereuses. C'est une des causes reconnues pour les maladies cardiaques, les attaques, les insuffisances organiques, les déséquilibres hormonaux, et tout ce qui s'y rapporte. L'alimentation compulsive, comme réponse au stress, entraîne un surpoids et tous les problèmes qui l'accompagnent. C'est un cercle vicieux qui doit être pris en main et stoppé le plus tôt possible.

Il est presque impossible d'éliminer complètement les facteurs de stress. Cependant, la meilleure façon de booster votre énergie et de se débarrasser de ces angoisses est d'avoir une alimentation équilibrée ! C'est très simple. Un régime sain vous permettra d'équilibrer votre corps de manière très efficace, de stabiliser votre taux de sucre, et de vous donner l'énergie nécessaire pour que vous puissiez gérer les difficultés sans vous laisser submerger par vos émotions.

C'est exactement pour cela que j'ai écrit ce livre plein de recettes saines et délicieuses qui apportent toutes les fibres et les bons sucres dont votre corps a besoin pour maintenir son équilibre. Ces recettes sont conçues pour vous aider à faire le plein de tous les nutriments nécessaires pour affronter une vie active. Elles contiennent des fruits, des légumes, des haricots, des viandes maigres, beaucoup de saumon, de l'huile d'olive, des noix et des graines. Il n'y a rien de mieux pour réduire votre stress.

Ce livre se concentre aussi sur les apports en vitamine C, vitamine B, et en Magnésium.

Les plats qui contiennent du citron des oranges, du poivre, des tomates et des légumes verts sont de riches sources naturelles en vitamine C, un élément qui a un fort impact physique et psychologique chez les personnes souffrant de stress.

La vitamine B augmente votre énergie et vous donne la force mentale et physique pour récupérer après avoir vécu un moment angoissant. Les épinards, l'avocat, les noix et le poisson font partie des ingrédients que j'ai inclus dans mes recettes pour augmenter les apports de cette vitamine essentielle dans la gestion de stress.

Beaucoup des recettes présentées sont également riches en Magnésium, un minéral responsable de la relaxation des muscles et de la gestion des angoisses. Vous en trouverez naturellement dans les noix, le riz complet et les haricots.

Un régime approprié et équilibré, plein de ces nutriments essentiels, ne vous aidera pas seulement à gérer votre stress et vos fringales, mais il contribuera aussi à améliorer votre vie quotidienne et votre santé.

Laissez ces délicieuses recettes vous motiver pour une vie plus détendue et sans stress !

53 RECETTES DE REPAS POUR LA REDUCTION DU STRESS ET POUR VOUS AIDER A TRAVERSER LES MOMENTS DIFFICILES ET LES MOMENTS D'ANXIETE : RECETTES DE REPAS DELICIEUX POUR VOUS AIDER A VOUS DEBARRASSER DU STRESS

1.   Ragoût de Haricots Rouges aux Champignons

Ingrédients :

4 tasses de haricots rouges, précuits et égouttés

500 gr de têtes de champignons, émincés

1 oignon, finement émincé

2 tasses de tomates, en dés

4 gousses d'ail, émincées

½ tasse de persil frais, haché

1 cuillère à soupe de thym séché, moulu

1 cuillère à café d'huile végétale

2 cuillères à café de romarin frais, finement haché

½ cuillère à café de sel

¼ de cuillère à café de poivre noir, moulu

Préparation :

Mettez les haricots dans une casserole d'eau bouillante et laissez cuire 2 minutes. Laissez reposer pendant deux heures.

Faites chauffer l'huile dans une grande poêle à feu moyen-vif. Ajoutez les oignons et l'ail et faites revenir 10 minutes, jusqu'à ce qu'ils soient translucides.

Puis, ajoutez les tomates, les champignons, le thym, le basilic et le romarin. Laissez cuire 10 minutes et intégrez les haricots. Ajoutez de l'eau si la préparation est trop épaisse. Réduisez à feu doux et couvrez. Laissez mijoter 40 minutes et saupoudrez de sel et de poivre. Retirez du feu et mélangez bien.

Servez chaud.

Valeur nutritionnelle par portion : Kcal : 346, Protéines : 23.4g, Glucides : 62.3g, Lipides : 1.9g

2.   Soupe de Tomates

Ingrédients :

500 gr de tomates, en dés

3 poivrons, en dés

1 grosse carotte, en rondelles

3 gousses d'ail, émincées

1 gros oignon, émincé

2 cuillères à soupe de crème

½ tasse de basilic frais, finement haché

1 cuillère à café d'assaisonnement pour légumes

¼ de cuillère à café de poivre noir, moulu

1 cuillère à café de thym séché, moulu

¼ de cuillère à café de sel

Préparation :

Mélangez les oignons, l'ail et 2 cuillères à soupe d'eau dans une grande poêle non-adhésive à feu moyen-vif. Laissez cuire 3-4 minutes, jusqu'à ce que l'eau se soit évaporée. Ajoutez les poivrons, les carottes et ½ tasse d'eau. Laissez cuire jusqu'à ce qu'ils soient tendres. Ajoutez les tomates, le basilic, le thym séché et mélangez bien. Réduisez à feu doux et couvrez. Laissez mijoter 20 minutes et retirez du feu. Transférez la préparation dans un Blender et mixez jusqu'à obtenir un mélange homogène. Remettez dans la poêle. Réchauffez la préparation, saupoudrez de sel et de poivre.

Servez chaud.

Valeur nutritionnelle par portion : Kcal : 178, Protéines : 5.9g, Glucides : 35.5g, Lipides : 3.6g

3.   Pâtes Sauce à la Roquette

Ingrédients :

1 kg de pâtes, précuites

2 tasses de roquette fraîche, déchiquetée

1 tasse de fromage à la crème

2 cuillères à café de jus de citron fraîchement pressé

4 gousses d'ail, émincées

2 cuillères à soupe de pignons de pin, grillés

½ cuillère à café de sel

Préparation :

Faites cuire les pâtes en suivant les instructions sur l'emballage. Égouttez bien et réservez.

Mélangez le fromage, la roquette, le jus de citron, l'ail et le sel dans un Blender. Mixez jusqu'à obtenir un mélange homogène. Versez la sauce sur les pâtes et agrémentez de pignons de pin.

Servez.

Valeur nutritionnelle par portion : Kcal : 595, Protéines : 20.7g, Glucides : 85.1g, Lipides : 19.0g

4. Saumon aux Pommes de Terre en Sauce

Ingrédients :

1 kg de filets de saumon sauvage, pelé et sans arrêtes

1 cuillère à soupe d'huile d'olive

1 cuillère à soupe de romarin, finement haché

½ cuillère à café de sel de mer

4 petites pommes de terre, pelées et coupées en morceaux

Pour la sauce :

2 tomates, en dés

1 petit oignon, en dés

¼ de tasse de persil frais, haché

1 cuillère à soupe de jus de citron

1 cuillère à café de vinaigre de cidre

½ cuillère à café de sel

Préparation :

Mettez les pommes de terre dans une casserole d'eau bouillante. Laissez cuire jusqu'à ce qu'elles soient tendres lorsque vous les piquez avec une fourchette. Retirez du feu et égouttez. Mettez dans un plat et réservez.

Mélangez les ingrédients pour la sauce dans un Blender et mixez jusqu'à obtenir un mélange homogène. Transférez dans un bol et réservez.

Faites chauffer l'huile dans une grande poêle non-adhésive à feu moyen-vif. Ajoutez le poisson et laissez cuire 4-5 minutes, jusqu'à ce qu'il soit cuit. Mettez le saumon dans le plat avec les pommes de terre. Saupoudrez de romarin et de sel. Versez la sauce sur les pommes de terre et Servez.

Valeur nutritionnelle par portion : Kcal : 235, Protéines : 23.9g, Glucides : 15.8g, Lipides : 9.0g

5.   Chutney d'Avocat

Ingrédients :

2 gros avocats, dénoyautés, pelés et coupés en morceaux

1 oignon, en dés

1 cuillère à café de gingembre frais, râpé

1 cuillère à café de cumin, moulu

½ tasse de menthe fraîche, finement hachée

1 cuillère à soupe d'huile d'olive

½ cuillère à café de sel

¼ de cuillère à café de poivre noir, moulu

Préparation :

Faites chauffer l'huile dans une grande poêle à feu moyen-vif. Ajoutez les oignons et faites frire jusqu'à ce qu'ils soient translucides. Ajoutez le cumin et le gingembre et faites cuire environ 3-4 minutes de plus. Retirez du feu et intégrez les avocats et la menthe.

Saupoudrez de sel et de poivre et Servez.

Valeur nutritionnelle par portion : Kcal : 340, Protéines : 3.6g, Glucides : 17.1g, Lipides : 31.2g

6.   Riz Basmati

Ingrédients :

3 tasses de riz basmati

2 petits oignons rouges, émincés

1 tasse d'oignons verts, émincés

1 gros poivron, émincé

1 carotte, en morceaux

3 cuillères à soupe de jus de citron

1 cuillère à soupe de vinaigre balsamique

1 cuillère à café de curry en poudre

½ cuillère à café de poivre de Cayenne, moulu

½ cuillère à café de sel

¼ de cuillère à café de poivre noir, moulu

Préparation :

Mélangez le jus de citron, le vinaigre, le curry, le poivre de Cayenne, le sel et le poivre dans un bol. Réservez pour que les saveurs s'imprègnent.

Mettez le riz dans une casserole. Versez 6 tasses d'eau et portez à ébullition. Puis, réduisez à feu doux et couvrez. Laissez cuire 40 minutes, jusqu'à ce qu'il soit tendre. Retirez du feu et égouttez. Réservez.

Mélangez les oignons rouges, les oignons verts et les carottes dans un saladier. Arrosez de la sauce au citron et remuez bien. Ajoutez le riz et mélangez le tout.

Servez.

Valeur nutritionnelle par portion : Kcal : 440, Protéines : 9.1g, Glucides : 96.4g, Lipides : 1.0g

7.   Salade de Betteraves à l'Orange

Ingrédients :

2 grosses oranges pelées et coupées en quartiers

5 betteraves, pelées et coupées en morceaux

2 tasses de laitue romaine, déchiquetée

2 tasses de haricots noirs, précuits

1 cuillère à soupe de vinaigre de vin rouge

3 cuillères à soupe d'aneth fraîche, hachée

2 cuillères à soupe d'huile d'olive extra vierge

2 cuillères à soupe d'amandes, grossièrement hachées

½ cuillère à café de sel

¼ de cuillère à café de poivre noir, moulu

Préparation :

Mélangez le vinaigre, l'huile, l'aneth, le sel et le poivre dans un bol. Réservez.

Mettez les betteraves dans une casserole et recouvrez d'eau. Portez à ébullition, puis réduisez le feu. Couvrez et faites cuire environ 20-25 minutes, jusqu'à ce qu'elles soient tendres. Retirez du feu et égouttez. Réservez.

Pendant ce temps, mettez les haricots dans une casserole d'eau bouillante. Faites cuire jusqu'à ce qu'ils soient tendres, puis retirez du feu et égouttez. Réservez.

Mélangez les betteraves, les haricots et les oranges dans un saladier. Arrosez de sauce et remuez bien.

Mettez une poignée de laitue sur un plat et mettez-y la salade de betteraves. Saupoudrez d'amandes, sel et poivre selon votre goût.

Valeur nutritionnelle par portion : Kcal : 345, Protéines : 16.8g, Glucides : 57.8g, Lipides : 6.9g

8.   Soupe Crémeuse aux Courgettes

Ingrédients :

4 courgettes, pelées et coupées en morceaux

1 oignon, émincé

2 tasses de bouillon de légume

1 tasse de yaourt nature

1 cuillère à café de thym séché, moulu

1 cuillère à café de noix de muscade

1 cuillère à café de zestes de citron vert

½ cuillère à café de poivre noir, moulu

½ cuillère à café de sel

Préparation :

Mélangez les oignons et 2 cuillères à soupe d'eau dans une grande poêle non-adhésive à feu moyen-vif. Ajoutez les courgettes et laissez cuire 5 minutes en remuant constamment. Versez le bouillon de légume et ajoutez la noix de muscade, le thym et les zestes de citron vert.

Laissez cuire 15 minutes, jusqu'à ce qu'elles soient tendres. Retirez du feu et transférez dans un Blender.

Mixez jusqu'à obtenir un mélange homogène, puis remettez dans la poêle. Ajoutez le yaourt et faites chauffer. Saupoudrez de sel et de poivre selon votre goût et servez.

Valeur nutritionnelle par portion : Kcal : 63, Protéines : 5.0g, Glucides : 8.3g, Lipides : 1.2g

9.   Wraps de Thon au Concombre

Ingrédients :

4 boites de thon, égoutté

2 concombres, coupés en morceaux

½ tasse d'échalotes, finement émincées

4 cuillères à soupe de mayonnaise

¼ de tasse de jus de citron

2 cuillères à soupe de crème

½ cuillère à café de sel

¼ de cuillère à café de poivre noir, moulu

1 grosse laitue

Préparation :

Mélangez la mayonnaise, le jus de citron, la crème et une pincée de sel dans un bol. Réservez.

Mélangez le thon, les échalotes et les concombres dans un saladier. Versez-y la sauce précédemment préparée et mélangez bien avec une cuillère.

Etalez les feuilles de laitue sur un plat et répartissez la préparation dessus. Roulez et fermez avec un cure-dent. Servez immédiatement.

Valeur nutritionnelle par portion : Kcal : 253, Protéines : 28.1g, Glucides : 7.4g, Lipides : 11.9g

10.   Poêlée de Légumes

Ingrédients :

2 tasses de haricots blancs, précuits

½ tasse de poireaux, finement coupés

1 gros poivron, finement coupé

2 petites pommes de terres, pelées et coupées

1 tasse de chou frisé, haché

2 gousses d'ail, émincées

2 cuillères à café de romarin frais, finement haché

2 cuillères à soupe de jus de citron

1 cuillère à soupe de zestes de citron

1 cuillère à café de sel

½ cuillère à café de poivre noir, moulu

Préparation :

Mettez les pommes de terre dans une casserole d'eau bouillante. Laissez cuire jusqu'à ce qu'elles soient tendres et retirez du feu. Égouttez bien et réservez. Répétez le même procédé avec les haricots.

Mélangez les poireaux, le poivre et 2 cuillères à soupe d'eau dans une grande casserole non-adhésive à feu moyen-vif. Laissez cuire 2 minutes, puis ajoutez l'ail. Saupoudrez de romarin et remuez bien. Ajoutez les pommes de terre, le jus de citron et les haricots. Laissez cuire environ 8-10 minutes, puis intégrez le chou frisé. Laissez mijoter encore 5 minutes, jusqu'à ce que le chou soit tendre. Saupoudrez de sel, poivre et zestes de citron avant de servir.

Valeur nutritionnelle par portion : Kcal : 342, Protéines : 21.0g, Glucides : 65.1g, Lipides : 1.0g

11.   Gâteaux au pain d'Epice

Ingrédients :

2 tasses de farine

1 cuillère à café de bicarbonate de soude

1 cuillère à café de gingembre, moulu

1 cuillère à café de cannelle, moulue

½ tasse de compote de pomme

2 cuillères à soupe de sirop d'érable

2 cuillères à soupe de confiture de figue

1 cuillère à café d'extrait de vanille

Préparation :

Préchauffez votre four à 180°C.

Mélangez la farine, le bicarbonate de soude, la cannelle, le gingembre et la vanille. Remuez bien puis intégrez le sirop d'érable, la compote de pomme et la confiture de figue. Mélangez jusqu'à obtenir une pâte homogène. Formez les cookies selon la taille et la forme que vous désirez.

Mettez du papier cuisson sur une plaque. Espacez les gâteaux de 5cm entre eux. Enfournez 5-6 minutes, jusqu'à ce qu'ils soient dorés. Sortez du four et laissez refroidir un instant.

Servez avec du miel ou du lait, mais c'est optionnel.

Valeur nutritionnelle par portion : Kcal : 91, Protéines : 2.2g, Glucides : 19.6g, Lipides : 0.2g

12.   Bœuf en Sauce aux Haricots Verts

Ingrédients :

1 kg de bœuf maigre, coupé en morceaux

2 gros poivrons, épépinés et en lamelles

4 gousses d'ail, émincées

½ tasse d'aneth fraîche, finement hachée

2 tasses de haricots verts, précuits

3 cuillères à soupe d'huile d'olive

1 cuillère à soupe de jus de citron

¼ de cuillère à café de poivre de Cayenne, moulu

½ cuillère à café de sel

¼ de cuillère à café de poivre noir, moulu

Préparation :

Préchauffez votre four à 190°C.

Mélangez les poivrons, 2 cuillères à soupe d'huile, l'ail, l'aneth, le jus de citron, le poivre de Cayenne, le sel et le poivre dans un Blender. Mixez jusqu'à obtenir un mélange homogène et réservez.

Mettez les haricots verts dans une casserole d'eau bouillante et laissez cuire jusqu'à ce qu'ils soient tendres. Retirez du feu et égouttez bien.

Faites chauffer le reste d'huile dans une grande poêle à feu moyen-vif. Ajoutez la viande et saupoudrez de sel et de poivre. Laissez cuire 10 minutes, jusqu'à ce qu'elle soit dorée. Retirez du feu et mettez dans un plat avec les haricots verts. Arrosez avec la sauce et servez.

Valeur nutritionnelle par portion : Kcal : 379, Protéines : 47.9g, Glucides : 8.7g, Lipides : 16.8g

13.   Chou Rouge Cuit aux Pommes

Ingrédients :

1 gros chou rouge, déchiqueté

2 carottes, en dés

1 tasse de céleri frais, en dés

2 pommes, pelées, évidées et coupées

1 oignon, en dés

2 cuillères à soupe de moutarde

4 cuillères à soupe de vinaigre de vin rouge

2 cuillères à soupe d'huile d'olive

1 cuillère à café de thym séché, moulu

½ cuillère à café de sel

¼ de cuillère à café de poivre noir, moulu

Préparation :

Faites chauffer l'huile dans une grande poêle non-adhésive à feu moyen-vif. Ajoutez les oignons et faites revenir quelques minutes jusqu'à ce qu'ils soient translucides. Ajoutez le céleri les carottes, environ 2 cuillères à soupe d'eau, le thym, le vinaigre et la moutarde. Laissez cuire 5 minutes en remuant de temps en temps.

Ajoutez les pommes et le chou, et réduisez à feu doux. Couvrez, et laissez mijoter 20 minutes, jusqu'à ce qu'ils soient tendres.

Saupoudrez de sel et de poivre avant de servir.

Valeur nutritionnelle par portion : Kcal : 133, Protéines : 2.5g, Glucides : 21.9g, Lipides : 5.2g

14.   Dinde Crémeuse Cuite au Four aux Avocats

Ingrédients :

2 kg de blancs de dinde, en fines lamelles

1 avocat, pelé, dénoyauté et coupé en morceaux

1 gros poivron, en morceaux

1 tasse de parmesan, émietté

2 cuillères à soupe de persil frais, finement haché

2 cuillères à soupe de moutarde de Dijon

½ tasse de grains de maïs

4 cuillères à soupe de beurre

½ cuillère à café de sel de l'Himalaya

Préparation :

Préchauffez votre four à 190°C.

Enduisez la viande de moutarde dans un saladier et réservez.

Faites fondre le beurre dans une poêle non-adhésive à feu moyen-vif. Ajoutez l'avocat, le poivre, le fromage, le persil et le maïs. Remuez bien et laissez cuire jusqu'à ce que le fromage soit fondu. Retirez du feu et mettez ce mélange dans un grand plat allant au four. Ajoutez la viande et recouvrez-la de la préparation. Couvrez le plat avec une feuille d'aluminium et mettez au four.

Laissez cuire 45 minutes, jusqu'à ce que ce soit chaud et bien cuit. Sortez du four et laissez refroidir un instant avant de servir.

Valeur nutritionnelle par portion : Kcal : 315, Protéines : 35.1g, Glucides : 12.3g, Lipides : 13.9g

15.   Boulettes à l'Ail

Ingrédients :

1 kg de bœuf maigre, haché

200 gr de riz blanc, précuit

2 petits oignons, pelés et finement émincés

2 gousses d'ail, écrasées

1 gros œuf, battu

1 grosse pomme de terre, pelée et en rondelles

3 cuillères à soupe d'huile d'olive extra vierge

1 cuillère à café de sel

Préparation :

Dans un saladier, mélangez le bœuf haché avec le riz, les oignons, l'ail, l'œuf battu et le sel. Formez 15-20 boulettes avec cette préparation, selon leur taille.

Graissez le fond d'une mijoteuse avec 3 cuillères à soupe d'huile d'olive. Faites une première couche avec les rondelles de pommes de terre et recouvrez de boulettes de viande.

Couvrez et laissez mijoter 6-8 heures à feu doux.

Valeur nutritionnelle par portion : Kcal : 468, Protéines :
33.4g, Glucides : 47.0g, Lipides : 15.3g

16.   Poulet au Beurre de Cacahuète

Ingrédients :

2 kg de blancs de poulet, en fines lamelles

4 cuillères à soupe de beurre de cacahuète

1 tasse de lait écrémé

¼ de tasse de coriandre fraîche, finement hachée

4 cuillères à soupe d'huile végétale

4 cuillères à café de gingembre, moulu

1 cuillère à soupe de sel de mer

¼ de cuillère à café de poivre noir, moulu

Préparation :

Préchauffez votre four à 200°C.

Placez la viande dans un grand plat et saupoudrez de sel de mer. Réservez.

Faites chauffer l'huile dans une grande casserole non adhésive à feu moyen-vif. Ajoutez le lait et la coriandre. Faites revenir 2 minutes, puis ajoutez le gingembre et le poivre. Faites revenir 2 minutes de plus avant d'ajouter le beurre de cacahuète. Mélangez bien et laissez chauffer encore une minute. Retirez du feu.

Versez la préparation au beurre de cacahuète sur la viande. Couvrez et enfournez environ 15-20 minutes, jusqu'à ce que le plat dore. Retirez le couvercle et faites cuire encore 2 minutes. Sortez du four et laissez refroidir un instant avant de servir.

Valeur nutritionnelle par portion : Kcal : 371, Protéines : 55.1g, Glucides : 3.0g, Lipides : 14.2g

17.   Smoothie Chocolat et Baies

Ingrédients :

1 tasse de fraises fraîches

1 tasse de framboises congelées

5 blancs d'œufs

½ tasse de lait de coco

¼ de tasse de pépites de chocolat

1 cuillère à soupe de miel

1 cuillère à soupe de graines de lin

Préparation :

Mélangez les fraises, les framboises, les blancs d'œufs, le lait de coco et les pépites de chocolat dans un Blender. Mixez jusqu'à obtenir un mélange homogène. Ajoutez de l'eau si le mélange est trop épais. Intégrez le miel et mixez à nouveau. Transférez la préparation dans des verres et agrémentez de graines de lin pour plus de goût et de nutriments.

Dégustez !

Valeur nutritionnelle par portion : Kcal : 330, Protéines : 9.3g, Glucides : 42.9g, Lipides : 14.8g

18.   Noix Grillées

Ingrédients :

½ tasse d'amandes

½ tasse de pistaches

½ tasse de noix de cajou

½ tasse de noisettes

4 cuillères à soupe de beurre

1 cuillère à café de noix de muscade

1 cuillère à café de zestes d'orange

1 cuillère à café de cannelle, moulue

1 cuillère à café de gingembre, moulu

1 cuillère à café de sel

Préparation :

Préchauffez votre four à 180°C.

Mélangez toutes les noix dans un saladier.

Mettez du papier cuisson au fond d'un grand plat allant au four et placez-y les noix. Enfournez 8-10 minutes. Sortez du four et laissez refroidir un instant.

Faites fondre le beurre dans une grande poêle non-adhésive à feu moyen-vif. Ajoutez la cannelle, la noix de muscade, le gingembre, le sel et les zestes d'orange, puis les noix. Mélangez bien et laissez cuire 1 minute. Retirez du feu.

Servez immédiatement.

Valeur nutritionnelle par portion : Kcal : 412, Protéines : 10.6g, Glucides : 12.9g, Lipides : 38.4g

19.   Saumon Crémeux au Citron et aux Epinards

Ingrédients :

1 kg de filets de saumon sauvage, en tranches fines

4 tasses d'épinards, finement hachés

1 tasse de lait de coco

½ tasse de jus de citron

1 cuillère à soupe de zestes de citron

4 cuillères à soupe de persil frais, finement haché

2 cuillères à soupe de pignons de pin

2 cuillères à soupe d'huile d'olive

1 cuillère à café de sel

¼ de cuillère à café de poivre noir, fraîchement moulu

Préparation :

Faites chauffer 1 cuillère à soupe d'huile dans une grande poêle non-adhésive à feu moyen-vif. Ajoutez le saumon et saupoudrez de sel. Laissez cuire 5 minutes de chaque côté, jusqu'à ce qu'il soit doré. Réservez.

Faites chauffer le reste d'huile dans une autre poêle et ajoutez les épinards. Laissez cuire jusqu'à ce qu'ils soient légèrement tendres. Ajoutez les pignons de pin et laissez cuire une minute de plus. Retirez du feu et transférez dans un plat. Mettez le saumon sur ce mélange et réservez.

Mélangez le lait de coco et le jus de citron dans une casserole. Faites chauffer et versez sur le saumon. Saupoudrez de zestes de citron avant de servir.

Valeur nutritionnelle par portion : Kcal : 363, Protéines : 31.5g, Glucides : 4.2g, Lipides : 25.8g

20.   Yaourt Chocolat Orange

Ingrédients :

1 tasse de yaourt nature, ou de yaourt grec

¼ de tasse de chocolat noir, râpé

1 grosse orange, pelée et coupée en quartiers

1 cuillère à soupe de miel

1 cuillère à soupe de graines de chia

Quelques feuilles de menthe

Préparation :

Mélangez le yaourt et les graines de chia dans un saladier. Ajoutez le miel et mélangez bien avec une cuillère.

Ajoutez le chocolat râpé et les oranges. Mélangez bien et décorez de quelques feuilles de menthe.

Valeur nutritionnelle par portion : Kcal : 268, Protéines : 12.9g, Glucides : 36.0g, Lipides : 9.6g

21. Steak de Veau à l'Ail et Sauce au Poivre Rouge

Ingrédients :

500 gr de steak de veau, sans os

3 gros poivrons, émincés

3 cuillères à soupe d'huile d'olive

4 gousses d'ail, émincées

1 petit oignon, émincé

1 cuillère à café de poivre rouge, moulu

1 cuillère à café de romarin séché, finement haché

½ tasse d'eau

Spray de cuisson non gras

Préparation :

Préchauffez votre four à 180°C.

Vaporisez légèrement une plaque de spray de cuisson. Mettez la viande sur la plaque et laissez cuire 60 minutes.

Pendant ce temps, coupez chaque poivron en deux et retirez les nervures et graines. Coupez-les finement. Faites chauffer l'huile dans une casserole et ajoutez l'ail et l'oignon. Faites revenir jusqu'à ce qu'ils soient translucides. Cela ne devrait pas prendre plus de 5 minutes. Remuez constamment. Ajoutez le poivre, le romarin et ½ tasse d'eau (n'hésitez pas à mettre plus d'eau si le mélange est trop épais). Portez à ébullition, puis réduisez le feu au minimum. Laissez cuire 10-15 minutes. Réservez.

Quand la viande est cuite et tendre, sortez du four et placez dans un plat. Versez la sauce au poivre sur la viande et servez.

Valeur nutritionnelle par portion : Kcal : 258, Protéines : 46.0g, Glucides : 17.2g, Lipides : 18.3g

22.   Cassolette d'Aubergine au Bœuf Haché

Ingrédients :

2 grosses aubergines, en tranches fines

1 tasse de bœuf maigre, haché

2 œufs, battus

1 oignon, émincé

1 cuillère à café d'huile d'olive

¼ de cuillère à café de poivre noir, fraîchement moulu

2 tomates, en cube

3 cuillères à soupe de persil frais, finement haché

Préparation :

Préchauffez votre four à 160°C.

Pelez les aubergines et coupez-les en fines tranches dans le sens de la longueur. Mettez-les dans un saladier et laissez-les reposer au moins une heure. Puis roulez-les dans de l'œuf battu.

Faites chauffer l'huile dans une grande poêle à feu moyen-vif. Ajoutez les aubergines et faites frire 3 minutes de chaque côté, jusqu'à ce qu'elles soient cuites. Réservez.

Remettez un peu d'huile dans la même poêle. Faites revenir les oignons jusqu'à ce qu'ils soient translucides, puis ajoutez les tomates et saupoudrez de poivre et de persil. Laissez cuire 2 minutes et ajoutez la viande. Faites cuire jusqu'à ce qu'elle soit tendre.

Retirez du feu et laissez refroidir un instant.

Dans un plat allant au four, faites d'abord une couche d'aubergines, puis de viande et tomates. Répétez jusqu'à ce que tous les ingrédients soient épuisés.

Enfournez 30 minutes jusqu'à ce que les ingrédients soient cuits. Sortez du four et servez.

Valeur nutritionnelle par portion : Kcal : 114, Protéines : 14.2g, Glucides : 21.6g, Lipides : 9.7g

23.   Smoothie Coco & Vanille

Ingrédients :

1 tasse de lait de coco

½ tasse d'eau

1 cuillère à café d'extrait de vanille

1 cuillère à café de vanille, en poudre

¼ de tasse de framboises fraîches

½ tasse de fraises fraîches

¼ de cuillère à café de cannelle, moulue

Préparation :

Mélangez le lait et l'eau dans une casserole. Portez à ébullition, puis réduisez la température. Ajoutez la vanille et l'extrait de vanille. Mélangez bien et laissez bouillir une minute. Retirez du feu et laissez refroidir.

Mélangez cette préparation avec les autres ingrédients dans un Blender. Mixez jusqu'à obtenir un mélange homogène et transférez dans des verres avant de servir.

Valeur nutritionnelle par portion : Kcal : 79, Protéines : 4.6g, Glucides : 10.2g, Lipides : 1.6g

24. Saumon Doux à la Suédoise

Ingrédients :

2 filets de saumon, sans arrêtes

1 cuillère à café de cumin, moulu

1 cuillère à soupe d'huile d'olive

1 cuillère à café de jus de citron vert

1 cuillère à café de cannelle, moulue

1 cuillère à café de paprika, moulu

½ cuillère à café de sel

¼ de cuillère à café de poivre noir, moulu

Préparation :

Préchauffez votre four à 180°C.

Mélangez le jus de citron vert, la cannelle, le paprika, le sel et le poivre dans un saladier.

Trempez le saumon dans cette préparation et recouvrez-le bien. Couvrez de film plastique et mettez au réfrigérateur 30 minutes.

Puis, placez le saumon sur une plaque préalablement graissée. Enfournez 6-8 minutes et servez chaud.

Valeur nutritionnelle par portion : Kcal : 117, Protéines : 18.2g, Glucides : 12.6g, Lipides : 8.3g

25.   Bœuf Effiloché à la Mexicaine

Ingrédients :

150 gr de bœuf maigre

½ tasse de vinaigre de cidre

1 cuillère à soupe d'huile végétale

1 cuillère à café de sel

2 cuillères à soupe d'oignons séchés, hachés

1 cuillère à soupe de cumin, moulu

3 cuillères à soupe d'oignons en poudre

1 gousse d'ail, émincée

3 cuillères à soupe de piment en poudre

Préparation :

Mélangez le cumin, l'oignon, l'ail, le piment et sel dans un bol. Réservez pour laisser les saveurs s'imprégner.

Dans une cocotte-minute, faites chauffer l'huile à feu moyen-vif. Ajoutez les oignons et faites revenir 5 minutes.

Pendant ce temps, trempez la viande dans la préparation aux épices. Mettez la viande dans la cocotte et faites cuire 10-12 minutes, jusqu'à ce qu'elle soit dorée.

Puis, ajoutez le reste des ingrédients et fermez bien la cocotte-minute. Faites cuire sous pression 8 minutes à feu vif.

Relâchez la pression. Servez chaud.

Valeur nutritionnelle par portion : Kcal : 135, Protéines : 15.62g, Glucides : 5.4g, Lipides : 8.3g

26. Salade Frisée aux Noix

Ingrédients :

500 gr de frisée, lavée et grossièrement déchiquetée

¼ de tasse de noix

1 petite pomme Honeycrisp, évidée

¼ de tasse de vinaigre de champagne

3 cuillères à café de moutarde

½ tasse d'huile d'olive extra vierge

¼ de cuillère à café de sel

¼ de cuillère à café de poivre noir, moulu

Préparation :

Mélangez le vinaigre de champagne, la moutarde, l'huile d'olive, le sel et le poivre dans un Blender. Mixez bien et réservez.

Lavez et déchiquetez grossièrement la frisée dans un saladier. Coupez la pomme en tranches fines. Ajoutez les noix et arrosez de la préparation précédemment mixée. Mélangez bien et servez froid.

Valeur nutritionnelle par portion : Kcal : 315, Protéines : 2.7g, Glucides : 12.3g, Lipides : 30.3g

27. Salade de Brochettes de Crevettes et Sauce Piquante au Citron

Ingrédients :

Pour les crevettes grillées et les tomates :

5 grosses crevettes, décortiquées et déveinées

225 gr de tomates cerises

1 cuillère à soupe d'huile d'olive

2 gousses d'ail, écrasées

1 cuillère à café de coriandre fraîche, hachée

½ cuillère à café de curcuma, moulu

1 cuillère à café de sel

¼ de cuillère à café de poivre noir, moulu

2 brochettes, trempées dans l'eau

Pour la salade :

½ tête de laitue, grossièrement déchiquetée

½ avocat, dénoyauté, pelé et coupé en tranches

Pour la sauce :

¼ de tasse de jus de citron, fraîchement pressé

¼ de tasse d'huile d'olive extra vierge

1 cuillère à café de moutarde

¼ de cuillère à café de piment en poudre

½ cuillère à café de cumin moulu

1 cuillère à soupe d'échalotes, émincées

¼ de cuillère à café de sel de mer

Préparation :

Faites chauffer un grill électrique à feu vif. Mélangez 3 cuillères à soupe d'huile d'olive, l'ail écrasé, la coriandre, le curcuma, le sel et le poivre. Remuez bien.

Mettez les crevettes et les tomates en brochettes et enduisez-les de marinade à l'aide d'un pinceau. Faites griller 2-3 minutes de chaque côté. Retirez du grill et réservez.

Mélangez tous les ingrédients pour la sauce dans un bol. Puis, mettez la laitue et l'avocat dans un saladier. Recouvrez avec les brochettes de crevettes et arrosez de sauce piment-citron. Dégustez !

Valeur nutritionnelle par portion : Kcal : 223, Protéines : 3.1g, Glucides : 7.2g, Lipides : 21.6g

28.   Steaks de Thon à la Coriandre et Jus de Citron

Ingrédients :

¼ de tasse de coriandre fraîche, hachée

3 gousses d'ail, émincées

2 cuillères à soupe de jus de citron

½ tasse d'huile d'olive

4 steaks de thon

½ cuillère à café de paprika fumé

½ cuillère à café de cumin, moulu

½ cuillère à café de piment, en poudre

½ cuillère à café de sel

¼ de cuillère à café de poivre noir, moulu

Préparation :

Mettez la coriandre, l'ail, le paprika, le cumin, le piment et le jus de citron dans un Blender. Mixez jusqu'à obtenir un mélange homogène. Intégrez progressivement l'huile et mixez de nouveau.

Transférez la préparation dans un bol, ajoutez le poisson et enduisez-le de cette marinade. Laissez reposer au moins 2 heures pour que les saveurs s'imprègnent.

Retirez le poisson du réfrigérateur et faites chauffer le grill. Brossez-le légèrement avec de l'huile et faites cuire le thon 3 à 4 minutes de chaque côté.

Retirez du grill et mettez dans un plat. Servez avec des quartiers de citron ou des légumes.

Valeur nutritionnelle par portion : Kcal : 513, Protéines : 54.6g, Glucides : 1.2g, Lipides : 31.7g

29.   Ragoût d'Agneau au Chou

Ingrédients :

150 gr d'agneau, désossé et précuit

750 gr de chou frais

1 gros oignon rouge, pelé et coupé en rondelles

4 gousses d'ail, écrasées

1 grosse tomate, finement coupée

½ tasse de persil, finement haché

4 cuillères à soupe d'huile d'olive extra vierge

6 tasses d'eau

3 feuilles de laurier

Préparation :

Versez 6 tasses d'eau dans une cocotte-minute et ajoutez la viande. Refermez bien le couvercle et faites chauffer 10 minutes à feu vif.

Relâchez la pression de la cocotte et ajoutez les légumes et les épices.

Couvrez les ingrédients avec de l'eau. Refermez bien de nouveau et faites cuire 25 minutes à feu vif.

Servez chaud.

Valeur nutritionnelle par portion : Kcal : 401, Protéines : 31.86g, Glucides : 62.13g, Lipides : 5.12g

30.   Smoothie Myrtilles & Miel

Ingrédients :

1 tasse de myrtilles fraîches

¼ de tasse d'amandes, grillées

1 cuillère à soupe de graines de chia

1 tasse de lait d'amande

2 cuillères à soupe de miel

Une poignée de glaçons

Préparation :

Mélangez tous les ingrédients dans un Blender. Mixez jusqu'à obtenir un mélange homogène et transférez dans des verres. Servez immédiatement.

Valeur nutritionnelle par portion : Kcal : 225, Protéines : 11.4g, Glucides : 31.3g, Lipides : 8.1g

31.   Poulet au Miel et aux Oignons Verts

Ingrédients :

500 gr de cuisses de poulet, coupées en morceaux

4 cuillères à soupe de miel

6 oignons verts, émincés

1 cuillère à soupe de menthe fraîche, finement hachée

6 cuillères à café de cannelle, moulue

1 cuillère à soupe d'huile de coco

1 cuillère à café de cumin, moulu

1 cuillère à café de poivre noir, moulu

1 cuillère à café de sel de mer

Préparation :

Faites chauffer l'huile dans une grande casserole non-adhésive à feu moyen-vif. Ajoutez la viande et laissez cuire 8-10 minutes, jusqu'à ce qu'elle soit dorée.

Ajoutez les oignons et remuez pendant 3 minutes. Puis, ajoutez l'assaisonnement et le cumin. Saupoudrez la

cannelle et versez le miel. Laissez mijoter 5 minutes et
vérifiez si le poulet est suffisamment cuit.

Garnissez de menthe et servez chaud.

Valeur nutritionnelle par portion : Kcal : 105, Protéines :
12.9g, Glucides : 11.8g, Lipides : 1.1g

32.   Soupe Fraîche à la Coriandre

Ingrédients :

4 tasses de bouillon de légume

2 piments verts, finement hachés

6 tomates, coupées en deux

½ cuillère à café de cumin, moulu

1 oignon rouge, émincé

2 tasses de coriandre fraîche, hachée

1 cuillère à café de farine d'amande

¼ de tasse de persil frais, haché

2 cuillères à soupe de pâte de gingembre et ail

1 tasse de bouillon de légume

½ cuillère à café de poivre noir, moulu

½ cuillère à café de sel de mer

1 cuillère à café de beurre d'amande

Préparation :

Faites fondre le beurre d'amande dans une grande casserole et faites revenir les oignons rouges pendant 3 minutes. Ajoutez la pâte de gingembre et ail.

Ajoutez le poivre, le sel, la coriandre, le cumin et les piments verts. Faites revenir 3 minutes puis mettez les tomates. Mélangez bien puis intégrez le bouillon.

Faites mijoter à feu doux pendant 1 heure. Servez chaud.

Valeur nutritionnelle par portion : Kcal : 115, Protéines : 4.2g, Glucides : 18.6g, Lipides : 5.3g

33.   Côtelettes d'Agneau Rôties

Ingrédients :

2 côtelettes d'agneau de 4cm d'épaisseur

1 tasse d'huile végétale

3 gousses d'ail, écrasées

1 cuillère à soupe de feuilles de thym fraîches, hachées

1 cuillère à soupe de romarin frais, haché

1 cuillère à soupe de poivre rouge, moulu

1 cuillère à café de sel de mer

Préparation :

Préchauffez votre four à 180°C.

Mélangez l'huile avec l'ail écrasé, le thym, le romarin, le poivre rouge et le sel. Mélangez bien dans un saladier. Trempez les côtelettes dans cette marinade. Laissez reposer environ 2 heures au réfrigérateur.

Mettez les côtelettes dans une grande poêle allant au four. Ajoutez 4 cuillères à soupe de marinade et réduisez la température à 150°C. Laissez cuire environ 15 minutes et sortez du four. Puis, ajoutez le reste de marinade, retournez les côtelettes, et enfournez 15 minutes de plus.

Sortez du four et servez accompagné de légumes frais. Dégustez !

Valeur nutritionnelle par portion : Calories: 411, Protéines : 45.6g Glucides : 19.4g, Lipides : 21.2g

34.   Ragoût à l'Allemande

Ingrédients :

1,5 kg d'épaule de bœuf de mandrin, désossé

500 gr d'os à moelle de bœuf

1 grosse carotte, en rondelles

3 petits oignons, pelés

500 gr de têtes de champignons, en rondelles

2 tasses de bouillon de bœuf

10 gousses d'ail

2 cuillères à soupe d'huile d'olive

1 cuillère à soupe de romarin séché, moulu

½ cuillère à café de sel

¼ de cuillère à café de poivre noir, moulu

Préparation :

Faites chauffer l'huile dans une poêle à feu moyen-vif. Faites cuire la viande jusqu'à ce qu'elle soit dorée des deux côtés. Retirez de la poêle et assaisonnez généreusement de sel et de poivre.

Mettez-la dans une cocotte-minute. Ajoutez l'os à moelle, les carottes, les champignons, l'ail, le romarin et le bouillon de bœuf.

Mettez sous pression et faites cuire 24 minutes à feu vif.

Relâchez la pression. Retirez l'os à moelle et servez.

Valeur nutritionnelle par portion : Kcal : 370, Protéines : 46.5g, Glucides : 40.2g, Lipides : 29.6g

35. Salade de Maïs Doux

Ingrédients :

½ tasse de laitue romaine, déchiquetée

½ tasse de maïs doux

1 poivron rouge, en lamelles

½ poivron vert, en lamelles

5 tomates cerises, coupées en deux

½ oignon rouge, pelé et coupé en rondelles

1 cuillère à café de romarin séché, moulu

1 cuillère à café de jus de citron vert

Préparation :

Lavez et coupez les poivrons en deux. Retirez les graines et les nervures, puis coupez en lamelles.

Pelez et coupez les oignons en rondelles.

Mettez les légumes dans un grand plat. N'hésitez pas à jouer avec les couleurs, ou à ajouter des ingrédients selon votre goût. Saupoudrez de romarin et arrosez de jus de citron vert. Servez immédiatement.

Valeur nutritionnelle par portion : Kcal : 370, Protéines : 46.5g, Glucides : 40.2g, Lipides : 29.6g

36.   Ragoût de Poireau "Bonne Santé"

Ingrédients :

6 gros poireaux, coupés

500 gr de bœuf maigre

1 feuille de laurier

1 carotte, en rondelles

¼ de tasse de céleri, émincé

1 petit oignon, pelé et en rondelles

¼ de cuillère à café de poivre noir, moulu

½ cuillère à café de sel

5 cuillères à soupe d'huile d'olive extra vierge

½ cuillère à café de romarin séché, finement haché

Préparation :

Graissez le fond d'une cocotte-minute avec 2 cuillères à soupe d'huile d'olive. Saupoudrez la viande de sel et de poivre, et mettez-la dans la cocotte.

Ajoutez les oignons, les carottes, le céleri et 1 feuille de laurier. Couvrez avec de l'eau et fermez le couvercle.

Mettez sous pression, puis réduisez le feu au minimum. Laissez cuire 45 minutes. Retirez du feu et réservez.

Coupez les poireaux et enlevez les deux premières couches. Coupez en morceaux. Faites chauffer l'huile d'olive à feu moyen-vif et faites-les revenir pendant quelques minutes.

Sortez la viande de la cocotte. Coupez-la en plus petits morceaux et mettez-la dans la poêle. Ajoutez le romarin et un peu de sel. Laissez cuire 10-12 minutes et servez.

Valeur nutritionnelle par portion : Kcal : 420, Protéines : 19.3g, Glucides : 25.5g, Lipides : 27.4g

37.   Pudding de Coco

Ingrédients :

2 tasses de lait de coco

1 cuillère à soupe de noix, finement hachées

1 cuillère à soupe de noisettes, finement hachées

2 cuillères à café de cacao brut, en poudre

1 cuillère à café de cannelle, moulue

½ cuillère à soupe de vanille, en poudre

1 cuillère à café de miel

Préparation :

Versez 2 tasses de lait dans une casserole et portez à ébullition.

Ajoutez les noix, le cacao, le miel, la vanille et mélangez bien. Laissez cuire environ 10 minutes, jusqu'à obtenir un mélange crémeux.

Ajoutez un peu de cannelle et retirez du feu. Laissez refroidir au réfrigérateur avant de servir.

Valeur nutritionnelle par portion : Kcal : 140, Protéines : 3.4g, Glucides : 20.6, Lipides : 4.6g

38.   Casserole Italienne

Ingrédients :

4 grosses aubergines, en tranche

2 oignons, pelés et émincés

10 grosses tomates, grossièrement coupées

200 gr d'olives vertes

200 gr de câpres

1 piment

2 branches de céleri, émincées

½ tasse d'huile d'olive extra vierge

3 cuillères à soupe de vinaigre de cidre

1 cuillère à café de sel

1 cuillère à café de miel

½ cuillère à soupe de basilic séché

Préparation :

Coupez les aubergines en petits morceaux et assaisonnez de sel. Laissez reposer 30 minutes et rincez bien.

Transférez dans une marmite et ajoutez les autres ingrédients. Couvrez et laissez mijoter environ 2 heures à feu moyen.

Vous pouvez conserver ce plat quelques jours au réfrigérateur.

Valeur nutritionnelle par portion : Kcal : 98, Protéines : 12.3g, Glucides : 19.4g, Lipides : 9.6g

39.   Smoothie Epinards & Pomme

Ingrédients :

½ pomme, pelée et coupée en tranche

1 tasse d'épinards, finement hachés

1 tasse de jus d'orange, fraîchement pressé

2 cuillères à soupe de graines de lin

1 cuillère à café de miel

Préparation :

Mélangez tous les ingrédients dans un Blender. Mixez jusqu'à obtenir un mélange homogène. Ajoutez quelques glaçons et mixez à nouveau. Transférez dans des verres. Dégustez !

Valeur nutritionnelle par portion : Kcal : 140, Protéines : 7.5g, Glucides : 24.0g, Lipides : 2.4g

40.   Soupe Crémeuse de Brocolis au Jus de Citron

Ingrédients :

50 gr de brocolis frais, coupés en morceaux

¼ de tasse de persil frais, finement haché

1 cuillère à café de thym séché, moulu

1 cuillère à soupe de jus de citron frais

¼ de cuillère à café de piment, moulu

3 cuillères à soupe d'huile d'olive

1 cuillère à soupe de crème de noix de cajou

Préparation :

Mettez les brocolis dans une casserole et recouvrez d'eau. Portez à ébullition et laissez cuire jusqu'à ce qu'ils soient tendres. Retirez du feu et égouttez.

Mettez les brocolis dans un Blender. Ajoutez le persil, le thym, et environ ½ tasse d'eau. Mixez jusqu'à obtenir un mélange homogène. Remettez dans la casserole et ajoutez encore un peu d'eau. Portez à ébullition, puis réduisez à feu doux. Laissez mijoter 10 minutes.

Versez un peu d'huile d'olive et de crème de noix de cajou, saupoudrez de piment et ajoutez du jus de citron. Servez chaud.

Valeur nutritionnelle par portion : Kcal : 72, Protéines : 12.4g, Glucides : 15.8g, Lipides : 8.3g

41.   Saumon Sauvage à l'Aneth Fraîche

Ingrédients :

500 gr de saumon sauvage, en fines tranches

½ tasse de jus de citron, fraîchement pressé

1 gousse d'ail, écrasée

1 gros œuf, battu

½ cuillère à café de sel de mer

1 cuillère à soupe de persil séché, haché

½ tasse d'aneth fraiche, hachée

2 cuillères à soupe d'huile d'olive

Préparation :

Préchauffez votre four 180°C.

Mélangez l'huile d'olive avec le jus de citron, l'ail écrasé, un œuf, le sel et le persil. Remuez bien et trempez le saumon dans cette marinade. Couvrez et laissez reposer une heure.

Mettez les tranches de saumon et la marinade dans un plat. Enfournez 35 minutes. Sortez du four et saupoudrez de menthe fraiche.

Valeur nutritionnelle par portion : Kcal : 235, Protéines : 27.3g, Glucides : 5.8, Lipides : 9.2g

42. Blancs de Poulet à la Moutarde au Cidre

Ingrédients :

2 blancs de poulet, désossés et sans peau

¼ de tasse de vinaigre de cidre

¼ de tasse d'huile d'olive extra vierge

2 gousses d'ail, écrasées

2 cuillères à soupe de moutarde

½ cuillère à café de poivre vert, fraîchement moulu

2 cuillères à soupe d'huile d'olive

Préparation :

Lavez et séchez la viande. Mettez-la sur une planche à découper et assaisonnez de poivre vert.

Dans un saladier, mélangez le vinaigre, l'huile d'olive, l'ail et la moutarde. Trempez le poulet dans cette marinade et assurez-vous qu'il soit bien recouvert. Couvrez et laissez deux heures au réfrigérateur (ou même, de préférence, toute la nuit).

Faites chauffer 1 cuillère à soupe d'huile dans une grande poêle à feu moyen-vif. Ajoutez le poulet et faites revenir

7-10 minutes de chaque côté, jusqu'à ce qu'il soit doré et croustillant. Ajoutez un peu de marinade pendant la cuisson afin d'attendrir la viande. Remuez de temps en temps et vérifiez si le poulet est bien cuit. Servez.

Valeur nutritionnelle par portion : Kcal : 396, Protéines : 33.3g, Glucides : 1.2g, Lipides : 28.3g

43.   Pâté Nordique

Ingrédients :

2 filets de saumon, sans peau et sans arrêtes

½ cuillère à café de romarin séché

Une pincée de sel de mer

¼ de cuillère à café de piment, moulu

1 cuillère à soupe de jus de citron frais

1 cuillère à soupe d'huile d'olive extra vierge

Préparation :

Lavez et séchez les filets de saumon. Coupez en morceaux et réservez.

Faites chauffer l'huile d'olive dans une grande poêle à feu vif. Ajoutez les morceaux de thon et laissez cuire 10 minutes, en remuant constamment. Retirez du feu et transférez dans un Blender.

Ajoutez 2 cuillères à soupe d'huile d'olive, le jus de citron, le sel, le piment et le romarin. Mixez bien jusqu'à obtenir un mélange homogène. Servez avec des légumes frais.

Valeur nutritionnelle par portion : Kcal : 240, Protéines : 20.2g, Glucides : 1.2g, Lipides : 16.3g

44.   Smoothie à la Menthe Fraîche

Ingrédients :

1 tasse de brocolis hachés

¼ de tasse d'épinards, hachés

½ tasse d'eau

½ tasse d'eau de coco, non sucrée

1 cuillère à soupe de noix, hachées

Quelques feuilles de menthe

Préparation :

Lavez les légumes et mettez-les dans le Blender. Mixez jusqu'à obtenir un mélange homogène.

Saupoudrez de noix hachées et garnissez de feuilles de menthe.

Valeur nutritionnelle par portion : Kcal : 94, Protéines : 4.9g, Glucides : 12g, Lipides : 2.7g

45.   Chocolat au Beurre d'Amande

Ingrédients :

225 gr de cacao brut

1 tasse de beurre d'amande, fondu

1 tasse de lait d'amande

¼ de tasse de farine d'amande

4 gros œufs

1 tasse de miel

5 cuillères à soupe de crème d'amande

Préparation :

Préchauffez votre four à 150°C.

Mettez du papier cuisson dans un plat et réservez.

Mélangez tous les ingrédients secs dans un saladier et remuez bien. Intégrez les œufs, le beurre d'amande fondu, le lait d'amande et la crème d'amande.

Transférez la préparation dans le plat et enfournez environ 30-35 minutes. Laissez refroidir pendant 1 heure avant de servir.

Valeur nutritionnelle par portion : Kcal : 212, Protéines : 1.6g, Glucides : 31.3, Lipides : 11.4g

46.   Cuisses de Poulet Aigres-Douces

Ingrédients :

1 kg de cuisses de poulet, désossées

2 oignons, émincés

2 petits piments, hachés

1 tasse de bouillon de poulet

¼ de tasse de jus d'orange frais

1 cuillère à café d'extrait d'orange bio

2 cuillères à soupe d'huile d'olive extra vierge

1 cuillère à café d'assaisonnement pour barbecue

1 petit oignon rouge, émincé

Préparation :

Préchauffez votre four à 180°C.

Faites chauffer l'huile dans une casserole à feu moyen-vif. Ajoutez les oignons et faites revenir quelques minutes, jusqu'à ce qu'ils soient dorés.

Mélangez le piment, le jus d'orange et l'extrait d'orange dans un Blender. Mixez pendant 30 secondes.   Ajoutez cette préparation dans la casserole et mélangez bien. Réduisez le feu au minimum.

Recouvrez le poulet d'assaisonnement pour barbecue et mettez-le dans la casserole. Ajoutez le bouillon de poulet et portez à ébullition. Faites cuire à feu moyen-vif jusqu'à ce que l'eau se soit évaporée. Retirez du feu.

Mettez le poulet dans une grand plat allant au four. Enfournez environ 15 minutes jusqu'à ce qu'il soit doré et croustillant.

Valeur nutritionnelle par portion : Kcal : 170, Protéines : 38.5g, Glucides : 11.6g, Lipides : 21.7g

47.   Mousse à la Vanille

Ingrédients :

½ tasse de myrtilles

¼ de tasse de fraises

½ verre de lait de coco

2 tasses d'eau

1 cuillère à soupe de crème d'amande

1 cuillère à soupe de vanille en poudre

½ cuillère à café de cannelle

Préparation :

Placez les ingrédients dans un Blender et mixez jusqu'à obtenir un mélange homogène. Agrémentez de noix ou de graines de votre choix.

Valeur nutritionnelle par portion : Kcal : 134 Protéines : 11.3g, Glucides : 38.3, Lipides : 15.9g

48.　Purée d'Avocat et de Crème de Noix de Cajou

Ingrédients :

2 gros œufs

1 cuillère à soupe de crème de noix de cajou

½ tasse de lait d'amande

1 avocat, pelé, dénoyauté et grossièrement coupé

1 cuillère à soupe de feuilles de menthe fraîches, finement hachées

1 cuillère à café de sel

Préparation :

Faites bouillir les œufs pendant 8-10 minutes. Retirez du feu et laissez refroidir.

Enlevez la coquille et coupez les œufs. Ecrasez-les avec une fourchette.

Pelez et coupez l'avocat. Mettez-le dans un Blender. Ajoutez le lait d'amande, les œufs, la crème de noix de cajou, le sel et les feuilles de menthe.

Mixez pendant 30 secondes. Servez froid.

Valeur nutritionnelle par portion : Kcal : 187, Protéines : 12.8g, Glucides : 7.4g, Lipides : 4.5g

49.　　Blancs de Poulet Grillés au Persil

Ingrédients :

1 gros blanc de poulet, désossé et sans peau, coupé en morceaux

¼ de tasse d'huile d'olive

3 gousses d'ail, écrasées

½ tasse de persil frais, haché

1 cuillère à soupe de jus de citron vert frais

1 cuillère à café de sel

Préparation :

Mélangez l'huile d'olive avec les gousses d'ail, le persil finement haché, le jus de citron vert et un peu de sel.

Lavez et séchez la viande et coupez-la en morceaux de 2-3cm d'épaisseur. Versez la préparation à l'huile d'olive sur la viande et laissez reposer environ 15 minutes.

Faites chauffer un grill à feu moyen-vif. Ajoutez 2 cuillères à soupe de marinade sur le grill ainsi que les morceaux de poulet. Laissez cuire environ 15 minutes.

Retirez du grill et servez avec des légumes de votre choix.

Valeur nutritionnelle par portion : Kcal : 439, Protéines : 44.2g, Glucides : 1.6g, Lipides : 28.1g

50.   Smoothie au Gingembre

Ingrédients :

1 tasse de mélange de fruits rouges

½ tasse d'épinards, hachés

½ tasse de lait de coco

1 ½ tasse d'eau

¼ de cuillère à café de gingembre, moulu

Une poignée de feuilles de menthe fraîches

Préparation :

Lavez les épinards et mélangez-les avec les autres ingrédients dans un Blender. Mixez bien pendant 30 secondes. Servez immédiatement.

Valeur nutritionnelle par portion : Kcal : 72, Protéines : 6.4g, Glucides : 11.3g, Lipides : 2.9g

51.   Ragoût de bœuf

Ingrédients :

200 gr de bœuf maigre

1 gros oignon rouge, émincé

4 cuillères à soupe d'huile d'olive

½ piment, haché

3 tasses d'eau

2 patates douces, en morceaux

80 gr de brocolis, en morceaux

1 grosse carotte, en morceaux

1 grosse tomate, en cubes

½ tasse de sauce tomate

8 tasses d'eau

¼ de cuillère à café de poivre de Cayenne

2 cuillères à soupe de farine

Préparation :

Faites chauffer 2 cuillères à soupe d'huile dans une marmite à feu moyen-vif. Ajoutez les oignons et faites revenir quelques minutes, jusqu'à ce qu'ils soient dorés.

Puis, ajoutez la viande, 4 tasses d'eau et une pincée de sel. Couvrez et laissez cuire 15 minutes.

Retirez du feu et ajoutez les légumes et la sauce tomate. Ajoutez de nouveau 4 tasses d'eau et réduisez à feu doux.

Pendant ce temps, faites chauffer le reste d'huile à feu moyen-vif. Ajoutez le poivre de Cayenne, la farine et mélangez bien. Ajoutez cette préparation dans la marmite et laissez mijoter 2 heures. Retirez du feu et remuez bien avant de servir.

Valeur nutritionnelle par portion : Kcal : 295, Protéines : 35.4g Glucides : 39.5g Lipides : 19.3g

52.   Ragoût de Porc à la Coriandre

Ingrédients :

225 gr d'épaule de porc, coupé en morceaux de 2-3cm d'épaisseur

1 petit oignon, en rondelles

1 tasse de bouillon de bœuf

¼ de tasse d'eau

½ tasse de sauce de tomates vertes

Une poignée de coriandre fraîche, grossièrement coupée

1 cuillère à café de sel

¼ de cuillère à café de poivre noir, moulu

Préparation :

Mettez la viande dans un saladier en verre. Assaisonnez de sel et de poivre.

Placez la viande et les rondelles d'oignon dans une casserole. Versez le bouillon de bœuf et portez à ébullition. Réduisez à feu doux et ajoutez environ ½ tasse d'eau et la sauce de tomates vertes.

Mélangez bien, couvrez et laissez mijoter environ 40 minutes, en remuant de temps en temps.

Servez accompagné de coriandre fraîche.

Valeur nutritionnelle par portion : Kcal : 274 Protéines : 27.3g, Glucides : 21.1g, Lipides : 8.5g

53.   Truite Grillée au Paprika Fumé

Ingrédients :

200 gr de truite fraîche, vidée

¼ de tasse de coriandre fraîche, hachée

2 gousses d'ail, écrasées

¼ de tasse de jus de citron

½ cuillère à café de paprika fumé

½ cuillère à café de cumin, moulu

½ cuillère à café de piment, en poudre

¼ de cuillère à café de poivre noir, moulu

¼ de tasse d'huile d'olive extra vierge

Préparation :

Mélangez la coriandre, l'ail, le paprika, le cumin, le piment, le jus de citron et l'huile d'olive dans un Blender. Mixez bien.

Mettez cette marinade dans un saladier et trempez-y le poisson. Laissez reposer au moins 1 heure pour que les saveurs s'imprègnent.

Sortez le poisson du réfrigérateur et faites chauffer un grill. Faites griller le poisson environ 3-4 minutes de chaque côté.

Retirez du feu et transférez dans un plat. Servez avec du citron ou des légumes de votre choix.

Valeur nutritionnelle par portion : Kcal : 143, Protéines : 21.8g, Glucides : 0.6g, Lipides : 8.9g

AUTRES TITRES DU MEME AUTEUR

70 Recettes Efficaces pour Prévenir et Traiter le Surpoids : Brûler les Graisses Rapidement grâce à un Régime Adapté et une Alimentation Intelligente

Par

Joe Correa CSN

48 Recettes pour se Débarrasser de l'Acné : Le Moyen Rapide et Naturel de Régler vos Problèmes d'Acné en Moins de 10 Jours !

Par

Joe Correa CSN

41 Recettes pour prévenir Alzheimer : Réduit ou Elimine vos Symptômes de l'Alzheimer en 30 Jours ou moins !

Par

Joe Correa CSN

70 Recettes Efficaces Contre le Cancer de Sein : Prévenez et Combattez le Cancer du Sein grâce à une Alimentation Intelligente et à des Aliments Puissants.

Par Joe Correa CSN

www.ingramcontent.com/pod-product-compliance
Lightning Source LLC
Chambersburg PA
CBHW051029030426
42336CB00015B/2787